Evolution dentaire

et

Céphalalgie

MONTPELLIER

G. FIRMIN, MONTANE ET SICARD

ÉVOLUTION DENTAIRE

ET

CÉPHALALGIE

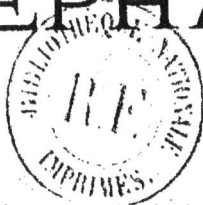

PAR

ROBERT COLAS

DOCTEUR EN MÉDECINE

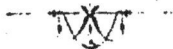

MONTPELLIER

IMPRIMERIE Gustave FIRMIN, MONTANE et SICARDI

Rue Ferdinand-Fabre et quai du Verdanson

1902

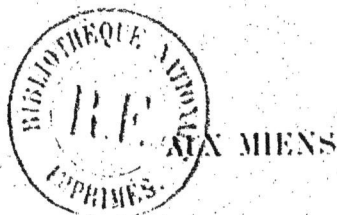

AUX MIENS

ET A MES AMIS

R. COLAS.

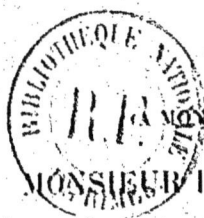

À MON MAITRE ET AMI

MONSIEUR LE DOCTEUR PISON

MÉDECIN DE L'HOPITAL DE BOUÉRA

R. COLAS.

A MES MAITRES

DE L'ECOLE D'ALGER

R. COLAS

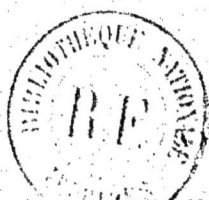

DES MAITRES

DE L'ÉCOLE DE MONTPELLIER

R. COLAS.

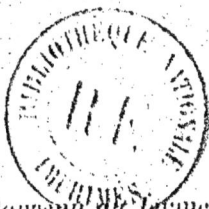

Parvenu au terme de nos études médicales, nous sommes heureux d'adresser l'expression de notre reconnaissance à tous ceux qui ont contribué à notre éducation professionnelle.

Nous avons débuté il y a sept ans, dans le service de M. le professeur Moreau ; nous conserverons toujours un excellent souvenir de ce maître, de ses leçons savantes et de ses causeries pleines de charme. Nous fûmes ensuite successivement attaché aux services de MM. les professeurs Gros et Caussanel ; qu'il nous soit permis de rendre un pieux hommage à la mémoire de ces maîtres regrettés. Puis nous eûmes le bonheur d'avoir comme chef de service M. le professeur Brault pendant le séjour, hélas trop court, qu'il fit comme chirurgien à la clinique des enfants ; nous tenons à lui adresser tout particulièrement un souvenir de reconnaissance, et l'expression de notre profonde admiration.

Nous ne saurions trouver de terme assez vif pour exprimer nos remerciements à M. le docteur Pison, pour toutes les bontés qu'il a eu pour nous, durant notre internat à l'hôpital de Douéra ; pendant plusieurs années, nous avons pu bénéficier de l'exemple et des conseils de cet excellent praticien ; il a droit à toute notre reconnaissance, et nous demandons seulement qu'une occasion nous soit donnée de la lui prouver.

Enfin nous adressons l'hommage de notre gratitude à tous nos maîtres de l'École d'Alger et de l'École de Montpellier, en particulier, à M. le professeur Baumel, qui, après avoir eu l'extrême obligeance de nous inspirer le sujet de notre thèse et de nous prodiguer ses conseils pour la mener à bonne fin, a bien voulu en accepter la présidence.

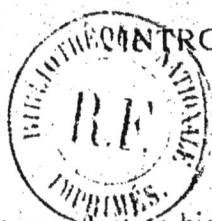

INTRODUCTION

Il est une affection bien déterminée, spéciale à l'enfance et à l'adolescence, présentant un ensemble de caractères identiques dans tous les cas, dont le symptôme le plus saillant consiste en une céphalalgie à allures particulières et à laquelle on a donné le nom de céphalalgie de croissance.

Cette maladie, sans être très fréquente, n'est point cependant rare, et il n'est assurément pas de praticien qui, dans le cours de sa carrière, n'en ait rencontré un certain nombre de cas. Aussi a-t-elle attiré, depuis quelques années, l'attention des auteurs ; la plupart, à l'instigation de M. R. Blache lui assignent la croissance comme cause, d'où son nom ; d'autres, moins affirmatifs, se contentent de la désigner sous le nom de céphalalgie des adolescents.

M. le Professeur Baumel avait été frappé par les relations étroites qui existent entre cette maladie et l'évolution dentaire : aussi avons-nous, sur ses conseils, entrepris à ce sujet des recherches qui feront l'objet de notre travail.

Après avoir étudié tout d'abord la céphalalgie de croissance et exposé les idées et les opinions des auteurs sur cette maladie, nous parlerons de la céphalalgie de dentition et montrerons que c'est bien l'évolution dentaire qui doit être rendue responsable des méfaits que l'on avait mis sur le compte de la croissance. Nous terminerons par quelques considérations sur l'étiologie, la marche, le diagnostic et le traitement de la céphalal-gie de dentition.

CÉPHALALGIE
DE LA SECONDE DENTITION

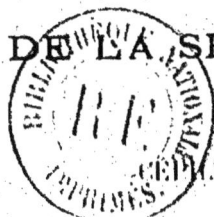

IMPROPREMENT APPELÉE

CÉPHALALGIE DE CROISSANCE

CHAPITRE PREMIER

M. René Blache est le premier qui se soit occupé de la céphalalgie de croissance et à lui revient le mérite d'avoir su en démêler et en grouper les éléments pour en faire une entité morbide. Dans un article, paru en 1883 dans la *Revue des maladies de l'enfance*, il en fait une bonne description dont nous allons donner un résumé : « Depuis environ 10 ans, dit-il, que mon attention a été portée sur cette sorte de maladie, spéciale à l'adolescence, il ne s'est pas passé d'année sans que deux ou trois cas ne se soient présentés dans ma clientèle. Comme je retrouvais dans chacun des cas qui m'étaient soumis un grand nombre de manifestations toujours identiques, je n'ai pas hésité à conclure qu'il s'agissait là d'un état pathologique défini de la période avoisinant la puberté, dans lequel d'une part la croissance jouait un certain rôle et d'autre part la constitution des sujets et leurs prédispositions héréditaires apportaient un cachet particulier....... Si je fais du mal de tête la caractéristique de la maladie c'est que ce symptôme est toujours prédominant ; mais il ne faut pas le croire unique : parfois il s'accompagne d'étourdissement plus ou moins passager et même de maux de cœur comme dans la simple migraine ; mais ce n'est pas une migraine qu'un mal de tête nullement unilatéral qui revient tous les jours, et cela pendant des mois, non pas à la même heure mais sous l'influence des mêmes causes : travail, lecture attentive ou simple effort cérébral, déterminé par un travail intellectuel quelconque. Le siège de ce mal de tête est en général limité au front ; d'autres fois, il correspond à tout le cuir chevelu depuis le vertex jusqu'à une ligne circulaire passant au niveau des orbites et des apophyses mastoïdes ; parfois encore c'est une céphalalgie diffuse. En même temps le malade éprouve des modifications dans son caractère, devient nerveux, irritable ; chez l'un, c'est la tristesse qui prédomine avec une facilité de larmes analogue à celle qu'on trouve chez les filles à la puberté. Chez l'autre, l'irritabilité nerveuse se traduit par des emportements et de la colère, mais en même temps et d'une façon uniforme c'est l'inaptitude au travail qui devient un des symptômes dominants. »

M. Blache insiste sur cette inaptitude au travail et sur la paresse cérébrale et prétend que ce symptôme existe même dans les formes les plus bénignes de la maladie. Il a voulu se convaincre qu'il ne s'agissait pas de céphalée anémique ni de névralgie, et pour cela s'est adressé à la thérapeutique : « L'inutilité, dit-il, des traitements toniques n'a pas tardé à me montrer que ce n'était pas uniquement une question d'anémie. Ce n'est pas non plus une question de névralgie comme la névralgie faciale ou la névralgie sus-orbitaire, car, si la médication antinévralgique et principalement la quinine semblait parfois donner une amélioration passagère, le mal de tête reparaissait même en continuant le médicament ou en en augmentant les doses ».

Après M. Blache, M. P. Le Gendre (1) se fait un des défenseurs de la céphalée de croissance en tant que maladie spéciale : « Il est évident, dit-il, que l'adolescent peut avoir toutes les céphalées des adultes ; la question est de savoir s'il n'en est pas une qui lui soit propre et qui soit intimément liée à une croissance s'opérant dans des conditions défectueuses ; il me semble que la réponse doit être affirmative. La cause intime de la véritable céphalée de croissance est un trouble nutritif général qui affecte particulièrement le système nerveux en raison de l'hérédité névropathique de certains sujets. Il ne faut donc pas considérer l'expression céphalée de croissance comme synonyme de céphalalgie des adolescents : il y a chez les adolescents des céphalalgies de toutes sortes, il n'y a qu'une céphalée de croissance ».

Pour cet auteur, la céphalée de croissance se distingue par des maux de tête excessivement pénibles, tenaces, fréquents et dont on ne peut rapporter la cause aux causes ordinaires de la céphalalgie, par un accroissement rapide de la taille, par divers troubles

(1) P. Le Gendre. — *Thérapeutique infantile*, 1894.

nerveux : lassitude constante, diminution de la mémoire, quelquefois enfin par un peu de dyspepsie ; il
lui assigne comme causes prédisposantes l'hérédité
nerveuse, en particulier l'hystérie, et une hygiène
mal comprise, et comme cause réelle : « une formation défectueuse des éléments nerveux, parce que la
récrémentition et l'assimilation se font dans des conditions mauvaises ».

J. Simon, dans sa classification des céphalées de
l'enfance (1), donne le premier rang à la céphalée de
croissance : pour lui, cette céphalée surtout frontale,
s'exagère par le travail et coïncide avec des douleurs
des jointures, des périostoses et de l'hypertrophie du
cœur.

M. Dieulafoy pense, avec raison, que la céphalée
de croissance passe bien souvent inaperçue : « on
qualifie, dit-il, trop facilement du nom de migraine
des céphalées qui n'en ont pas les vrais caractères :
c'est ainsi qu'on méconnaît trop souvent les céphalées
de croissance ».

M. Comby donne de la céphalée de croissance une
description qui se rapproche beaucoup de celle de
M. Blache : « Cette céphalée particulière, ordinairement frontale ou diffuse, en casque, sans prédomi-
nance hémicranique, se rencontre chez les collégiens,
chez les enfants nerveux, prédisposés par l'hérédité.
Elle est rémittente, mais persiste pendant des mois,
ramenée par les efforts intellectuels, par la lecture,
par l'écriture. Bientôt les enfants deviennent incapables de se livrer au moindre travail intellectuel. Ils

(1) *Gazette des Hôpitaux*, mars 1891.

sont obligés d'interrompre leurs études ou de les suivre d'un œil distrait et d'un pas ralenti... La céphalée de croissance a une certaine gravité à cause du trouble parfois irrémédiable qu'elle apporte dans les études ; elle mérite donc toute notre attention ».

Ainsi donc, la céphalalgie de croissance, telle qu'on l'a conçue jusqu'à présent, est une maladie de la seconde enfance et du commencement de l'adolescence ; son apparition est favorisée par l'hérédité nerveuse, par la faiblesse générale du sujet, l'anémie, le lymphatisme. Sa durée est variable de quelques semaines à plusieurs mois ; le surcroît de travail intellectuel agit comme cause occasionnelle et l'accroissement exagéré du corps comme cause efficiente. Les symptômes consistent en : 1° modifications du caractère, tristesse, apathie ; 2° inaptitude au travail, diminution de la mémoire ; 3° troubles digestifs, dyspepsie, vomissements ; 4° troubles nerveux, étourdissement, vertiges et, enfin et principalement, céphalalgie : cette céphalalgie est le plus souvent diffuse, lorsqu'elle est localisée elle est surtout frontale, quelquefois occipitale ; elle est remarquable par sa ténacité, affectant d'ordinaire la forme rémittente et parfois, mais plus rarement, la forme continue.

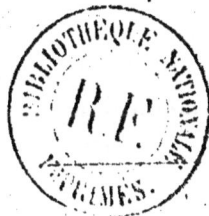

CHAPITRE II

Depuis longtemps déjà on avait remarqué que les enfants éprouvaient parfois, pendant la période de dentition, des maux de tête assez violents ; mais cette céphalalgie de dentition n'avait été que vaguement signalée par les auteurs. On n'y avait jusqu'ici pas attaché grande importance et cela parce que la plupart des cas restaient méconnus : il est certain qu'on a souvent mis sur le compte de la neurasthénie, de la migraine, de l'hystérie, de l'anémie etc... des céphalées qui ne reconnaissaient d'autre cause que l'évolution dentaire ; cependant elle est mentionnée dans un certain nombre d'ouvrages de pathologie infantile. Faisons au hasard quelques citations :

« Il a été constaté un cas sur 30 où les enfants (pendant la dentition), sans raison évidente, devenaient indolents, perdaient l'appétit, se plaignaient du mal de tête, et l'examen médical ne pouvait définir la cause de leur mal qui, d'ailleurs, disparaissait sitôt qu'une dent avait percé. » (Troïtsky) (1).

« La tête devient progressivement chaude, l'enfant

_____

(1) Troïtsky. — *Revue des maladies de l'enfance.*

est agité et maussade, il semble souffrir de la lumière, du bruit et ceux qui sont assez âgés se plaignent parfois de la tête... La fièvre tombe, la tête devient fraîche et le petit malade parait tout à fait bien aussitôt que la dent a traversé la gencive, mais le retour des mêmes symptômes accompagne l'approche de chaque nouvelle dent de la surface. » (Ch. West) (1).

« Après l'appareil digestif, le système nerveux est celui qui a le plus à souffrir de la dentition... C'est alors un certain degré de fièvre, de l'agitation, de l'insomnie, du réveil en sursaut, de la céphalalgie, des vomissements. » (Rillet et Barthez) (2).

M. Collins, dans sa classification des céphalées de l'enfance, range dans le 1ᵐᵉ groupe : « les céphalées de cause reflexe : oculaire, *dentaire*, naso-pharyngée. » (3).

M. Blache admet que la dentition peut être cause de congestion du cerveau et, par conséquent, de céphalalgie qui l'accompagne forcément : « Comme nous, dit-il, West, J. Simon, Comby pensent qu'on a fort exagéré le rôle de la dentition, mais que ce rôle existe et que certains accidents, diarrhées, congestion du cerveau etc... lui sont imputables. » (4).

M. le professeur Baumel avait, depuis 1890, porté son attention sur la céphalalgie de dentition et l'avait mentionnée dans ses écrits; peu à peu, à la suite

---

(1) Charles West. — *Leçons sur les maladies des enfants.*

(2) Rillet et Barthez. — *Traité clinique des maladies des enfants.*

(3) Collins. —*Medical Record*, 1892.

(4) Blache. — *Clinique et thérapeutique infantiles.*

d'observations, il fut amené à l'identifier avec la céphalalgie de croissance.

En 1892-93, l'idée commence à être conçue, comme en témoignent plusieurs articles parus dans le *Montpellier médical* (1), et ce n'est qu'en 1894 que, dans un travail intitulé « Accidents de la première et de la seconde dentition » (2), il affirme l'identité des deux maladies : «... En outre, dit-il, le jeune malade accuse souvent l'existence d'une céphalalgie à peu près continue, que l'on a appelée aussi, je ne sais trop pourquoi, céphalalgie de croissance, et que l'on eût mieux dénommée céphalalgie de dentition. Il accuse enfin de la gastralgie persistante, peu intense mais quotidienne, pendant des mois et des années. »

Plus tard, en 1899, il dit (3) : « Si l'on tient compte des lésions buccales ou gingivales qu'elle (l'évolution dentaire) produit souvent; des odontalgies qui en résultent fréquemment; de la carie qui prépare la chute des dents de lait; de la mastication incomplète, conséquence des gingivites et des névralgies dentaires; de l'excitation nerveuse enfin qui, par l'intermédiaire des trijumeaux, peut retentir jusqu'au bulbe, à la protubérance, *au cerveau même*, on aura la clef de bien des états : céphalalgiques, dyspeptiques, nerveux, syncopaux, pathologiques et cliniques de tout ordre, impossibles à expliquer de toute autre façon. Les convulsions, la chorée de Syden-

---

(1) *Montpellier médical*, Céphalalgie accident de la dentition.

(2) *Montpellier médical*, 1894.

(3) *Montpellier médical*, Leçon d'ouverture faite à l'hôpital suburbain, 1899.

ham, l'incontinence nocturne d'urine, l'eczéma de la face et du cuir chevelu, les sueurs profuses et généralisées, la fièvre éphémère, etc., nous paraissent reconnaître le plus souvent une semblable origine et être susceptibles d'une pareille interprétation, sans parler du muguet de la gastralgie, des vomissements répétés matutinaux et de l'anémie par mastication incomplète, de la typhlite enfin, indépendamment de la céphalée, *dite à tort de croissance*, que certains auteurs attribuent volontiers au surmenage intellectuel, au moment où les enfants fréquentent l'école. »

Il est donc admis que la dentition peut être cause de céphalalgie. Eh bien, nous dirons plus et, avec M. le professeur Baumel, nous soutenons qu'elle peut être cause d'une céphalalgie bien spéciale qui est le principal symptôme d'une affection bien définie, en un mot, de cette maladie à laquelle on a donné le nom de céphalalgie de croissance et pour laquelle nous proposons, avec notre maître, celui de céphalalgie de dentition.

Nous n'ignorons pas que, lorsqu'il s'agit de troubles de la santé, causés par l'évolution ou l'éruption des dents, on rencontre de nombreux incrédules ; il est certain qu'on a beaucoup exagéré le rôle de la dentition en pathologie infantile ; mais sans prétendre, avec quelques auteurs, qu'elle puisse être rendue responsable de tous les malaises et de toutes les maladies qui surviennent pendant cette période de l'enfance ou de l'adolescence, nous ne saurions non plus souscrire à l'opinion de MM. Magitot (1) et Lévêque (2), qui affirment que l'éruption dentaire ne donne lieu à aucun accident ; cette opinion a d'ailleurs été réfutée par l'Académie de médecine dans sa séance du 9 août 1892.

La vérité se trouve entre ces deux assertions extrêmes. Lorsqu'on songe, en effet, à la très grande excitabilité du système nerveux de l'enfant, à la sensibilité si délicate de ses réflexes, on ne saurait admettre qu'il puisse toujours résister indemne à ce travail lent, continu et douloureux qui, même chez l'adulte, occasionne quelquefois de vives souffrances lors de l'éruption de la dent de sagesse.

La dentition, objecte-t-on, est un acte physiologique ; cela est vrai, mais combien d'actes physiologiques ne s'accompagnent-ils pas de troubles de la santé ? La grossesse, la lactation, la menstruation, la croissance, sont des actes physiologiques et, cependant, ils réagissent sur l'organisme d'une façon différente suivant les individus, provoquant très souvent des phénomènes pathologiques. « Certes l'évolution dentaire — tous les médecins sont à peu près d'accord là-dessus — (Magitot, Comby, Politzer, Fleischmann, Kassowitz, Ollivier, Chaumier) n'est plus le bouc émissaire, l'agent responsable auquel on rapportait naïvement tous les accidents de la première enfance, mais elle n'est pas non plus ce proces-

---

(1) Magitot. — *Études cliniques sur les accidents de l'éruption des dents* (Arch. de Médec., 1881).

(2) Lévêque. — *De l'éruption des dents au point de vue des accidents qu'elle occasionne* (Thèse de Paris, 1881).

sus physiologique qu'on innocente de tous les méfaits
(Hardy, Peter, Pamard). Elle reste une période délicate, difficile, que les enfants ne traversent pas tous
sans encombre, il s'en faut, et qui les met tout au
moins en état d'opportunité morbide par rapport
surtout aux réactions nerveuses ou reflexes ». (R.
Saint Philippe).

On s'accorde généralement à reconnaître à la dentition une part assez importante dans l'étiologie de cet
état morbide mal défini : le méningisme. Or, sous ce
terme vague de méningisme, on désigne un ensemble
de symptômes qui se rapprochent énormément de
la maladie qui nous occupe. Mais avant d'entre-
prendre une discussion sur la cause véritable de cette
maladie, nous allons citer les observations malheureu-
sement trop peu nombreuses que nous avons pu
recueillir. La plupart de ces observations sont résu-
mées et nous avons passé sous silence presque tout
ce qui ne pouvait avoir intérêt dans la question.

Observation I

(Personnelle)

Célestine D..., 7 ans, née à l'hôpital de Mustapha en 1894, entrée à l'hôpital de Douéra le 22 octobre 1901, salle 6. Enfant assistée ; pas de renseignements sur les parents ; la personne à laquelle elle est confiée nous apprend qu'elle a eu la rougeole à 3 ans. Constitution robuste. Etat actuel: depuis deux mois, sujette à de violents maux de tête qui ont décidé son transfert à l'hôpital ; ces maux de têtes reviennent tous les jours et durent pendant une bonne partie de la soirée ; l'infirmière de la salle nous affirme qu'elle s'endort très difficilement et, pendant ses accès de céphalalgie, ne cesse de gémir et de se plaindre de la tête ; alors sa figure grimace, elle machonne et paraît souffrir des gencives. En dehors de ces crises, elle ne semble éprouver aucun malaise, et, cependant, elle est devenue d'un caractère acariâtre et farouche ; dès qu'on s'approche de son lit, elle enfouit sa tête sous les couvertures et refuse de répondre aux questions qu'on lui pose ; toutes les gentillesses et les belles promesses de la religieuse du service ne parviennent pas à la rendre plus docile. Au repas du soir, il est impossible de lui faire prendre le moindre aliment, car elle redoute probablement les vomissements qui se produisent quelquefois pendant ses crises de céphalalgie ; quant au siège de cette céphalalgie, il ne nous est pas possible de le reconnaître, aussi la pensons-nous diffuse.

A l'examen de la bouche, nous constatons que la gencive, au niveau des grosses molaires inférieures, est d'un rouge violacé, tendue, luisante et sa palpation est douloureuse. Etat de la dentition : les premières grosses molaires inférieures sont complètement sorties, la supérieure gauche pointe à peine en dehors de la gencive et la supérieure droite que l'on sent sous la gencive tendue n'est pas sortie du tout.

Comme traitement nous prescrivons du phosphate de chaux et localement des gargarismes antiseptiques et un collutoire à la cocaïne.

Le 10 novembre, l'enfant sort de l'hôpital. Les accès de céphalalgie s'étaient très atténués.

Observation II

Due à l'obligeance de M. le Professeur Baumel.

Marcel C., 13 ans 1/2, écolier, originaire de Cette, entre à la clinique des maladies des enfants, salle des garçons, lit n° 8, le 25 juin 1901.

Antécédents personnels : a eu la rougeole à 5 ans.

Antécédents héréditaires : père mort à 56 ans, de rhumatisme, il y a 4 ans ; mère bien portante ; quatre frères de 30, 25, 21 et 13 ans, tous en bonne santé ; une sœur morte à deux ans, la deuxième.

Le début de la maladie remonte à 4 ans environ ; le jeune malade éprouve une céphalalgie presque continuelle, dont l'origine est attribuée par lui à un coup de tête reçu de la part d'un camarade, à la région frontale droite. Cette céphalalgie est *diffuse*, quoique plus intense peut-être, à l'occiput. — Quelquefois, douleur au creux de l'estomac. — Constipation habituelle.

A l'auscultation du cœur, léger souffle au premier temps à la tricuspide ; souffle très fort à la pointe au premier temps ; endocardite chronique. — Foie un peu douloureux à la percussion. Ganglions sur les côtés du larynx.

Appareil dentaire : dents de 13 à 14 ans partout en évolution ; les supérieures ne sont pas au niveau de leurs voisines ; les inférieures sont en partie enfouies sous la gencive.

Traitement institué : Iodure de potassium, 1 gr. ; eau de lactophosphate de chaux à 5/100, 10 gr. ; quinquina, 10 gr. en deux fois avant le repas.

26 Juin. — Douleurs vagues dans le talon, les jambes ; s'est évanoui en tombant ; céphalalgie violente et continue.

1 Juillet. — Le malade va mieux et, le 8 juillet, exeat très amélioré.

OBSERVATION III (*Résumée*)

Due à l'obligeance de M. le docteur Pison.

Henri P..., 7 ans 1/2, né à Alger. Mère bien portante ; le père a eu, à deux ou trois reprises, du rhumatisme articulaire aigu. Une sœur, 9 ans 1/2, bien portante.

Antécédents personnels : nuls ; rien à l'analyse des urines ; constitution robuste.

Début de la maladie : Mois de mai 1901. Tous les deux ou trois jours, après le repas du soir, l'enfant est pris d'une céphalalgie assez intense, qui dure pendant 2 ou 3 heures, s'accompagne de nausées et de vomissements ; le caractère de l'enfant change, il est moins gai qu'autrefois, refuse d'aller à l'école, prétend que le travail le fatigue.

État de la dentition : la première grosse molaire supérieure gauche commence à se découvrir ; les trois autres sont complètement sorties.

Des deux incisives médianes supérieures, l'une est visible, l'autre ne l'est pas encore.

22 Juillet. — Depuis un mois, on a fait interrompre ses études à l'enfant : il va beaucoup mieux ; la céphalalgie n'apparaît plus guère qu'une fois par semaine et très atténuée ; la première grosse molaire supérieure gauche a presque terminé la troisième phase de son évolution, et les deux incisives médianes supérieures sont nettement visibles.

OBSERVATION IV

Personnelle.

Michel L....., 11 ans 1/2, né à Ajaccio, entre le 2 novembre 1901 à l'hôpital de Douéra, en même temps que son père et sa mère, tous trois malades.

La mère, une arabe francisée, élevée par les religieux du Cardinal Lavigerie est tuberculeuse (deuxième période) ; le père est entaché de paludisme chronique, teint terreux, rate énorme.

Pas de frères ni de sœurs. Rien d'anormal dans les urines. A été pris il y a quatre ans d'accidents à peu près semblables à ceux qu'il éprouve aujourd'hui.

Or, remarquons qu'il y a quatre ans l'enfant avait sept ans, c'est-à-dire qu'il était à l'âge où apparaît la première grosse molaire. A eu une fluxion de poitrine (?) il y a deux ans. État général peu satisfaisant ; teint pâle ; ballonnement dans la région épigastrique avec sonorité anormale ; expiration rude au sommet gauche.

Se plaint continuellement de maux de tête depuis trois semaines environ ; cette céphalalgie n'est pas très violente, mais elle est continue, durant une grande partie de la journée et réveillant souvent l'enfant pendant la nuit ; elle est plus intense du côté du front. Le père nous apprend qu'un médecin consulté il y a quelques jours avait parlé de croissance. L'enfant est agité, insupportable, tousse parfois.

Examen de la bouche. — Nous remarquons tout d'abord l'engorgement peu prononcé, il est vrai, des ganglions sous-maxillaires du côté droit. Dents sales, couvertes de tartre ; plusieurs points de carie dentaire. La canine de remplacement manque à droite et en haut, de même que les deux secondes prémolaires de remplacement du côté droit. Quant aux secondes grosses molaires, l'inférieure seule est complètement sortie. L'enfant est donc en pleine période d'évolution dentaire, et cette évolution est défectueuse ; elle est en retard.

Traitement. — Fer réduit, 0 gr. 05 centigr. ; glycérophosphate de chaux, 0 gr. 30 centigr. ; sirop de quinquina.

8 novembre. — État sensiblement le même ; l'enfant se plaint de douleurs au niveau du creux épigastrique ; nausées mais pas de vomissements.

18. — La céphalalgie s'est énormément atténuée depuis deux jours, et nous constatons que la canine supérieure droite a commencé à percer.

23. — L'enfant quitte l'hôpital : l'état général n'est que légèrement amélioré, mais la céphalalgie et les troubles du côté de l'estomac ont complètement disparu. La canine supérieure droite est nettement découverte.

OBSERVATION V

(Personnelle)

Eugénie L..., 13 ans, née à l'Oued Fodda (département d'Alger) et habitant l'Oued Fodda, examinée par nous le 29 juillet 1901.

Mère bien portante ; le père a, depuis quelques années, des accès de fièvre palustre tous les étés. Deux sœurs, 4 ans et 11 ans, en bonne santé. A eu une angine à 7 ans ; a souffert quelquefois des oreilles qui étaient, à ces moments-là, le siège d'un écoulement peu considérable. Pas d'albumine dans les urines.

État actuel. — Quelques granulations pharyngées, rien au cœur ni aux poumons ; depuis quelques semaines, l'enfant est devenue maussade et apathique, elle ne recherche plus la compagnie de ses camarades et sa figure porte l'empreinte d'une vague tristesse ; son appétit a beaucoup diminué et elle éprouve du dégoût pour les aliments qu'elle préférait autrefois. Ce sont ces symptômes qui inquiétèrent les parents; elle ne s'était jamais plaint de céphalalgie, mais, à notre interrogatoire, elle nous apprend qu'elle ressent une douleur diffuse dans la tête qu'elle compare à celle que l'on produirait en lui comprimant la tête au moyen de bandes fortement serrées.

Examen de la dentition. — Les secondes prémolaires de remplacement sont complètement sorties en bas et incomplètement en haut.

La seconde grosse molaire inférieure droite est complètement sortie, la gauche incomplètement ; quant à leurs congénères du haut, elles ne se sont pas encore montrées, mais on les sent aisément sous la gencive fortement tendue. Traitement : quinquina, phosphate de chaux.

16 août. — A eu, à deux reprises différentes, des vertiges très pénibles.

24. — État meilleur ; les douleurs de tête ont presque complètement cessé ; la seconde grosse molaire supérieure droite a percé.

OBSERVATION VI

(Personnelle)

Clémentine F..., 20 ans 1/2, domestique, habitant l'Oued Fodda. Père mort il y a 10 ans de fluxion de poitrine (?). Mère, 47 ans, atteinte de paludisme chronique. Deux frères, 17 et 19 ans, en excellente santé ; une sœur, 24 ans, mariée, dyspeptique.

Antécédents personnels. — A eu une entérite chronique et rebelle étant toute jeune. A 10 ans environ, accès de malaria ; ces accès l'ont reprise, depuis, presque chaque année.

État actuel. — Date de l'examen, 10 août 1901. État de maigreur assez accentué ; teint pâle et presque

terreux ; rate hypertrophiée. Rien d'anormal à l'auscultation des poumons ; très léger souffle systolique
à la tricuspide. Depuis plusieurs mois, est sujette à
des accès de céphalalgie revenant deux ou trois fois
par semaine et qu'elle qualifie de migraine. Ces accès
surviennent tantôt le matin, tantôt le soir, et l'obligent
à interrompre son travail ; ils durent deux ou trois
heures, mais elle conserve de la pesanteur dans la tête
pendant le reste de la journée ; pas de fièvre. La céphalalgie, surtout frontale, est très intense. Pas de
troubles digestifs.

La malade se plaint d'éprouver de temps en temps
une douleur aiguë et lancinante au niveau des gencives, en arrière des grosses molaires, et elle a remarqué que ce phénomène précédait presque toujours
des crises de céphalalgie.

Examen de la dentition : En tout 27 dents, une prémolaire ayant été extraite à la suite d'une carie ;
aucune des dents de sagesse n'est encore apparue,
mais l'inférieure de droite est prête à percer ; l'inférieure de gauche fait bomber la gencive, mais est
moins avancée.

Nous incisons la gencive sur la troisième molaire
droite.

20 août. — Nous revoyons la malade qui nous
affirme qu'elle va beaucoup mieux et il est probable
que la guérison sera définitive lorsque la troisième
molaire gauche aura percé.

Observation VII

(Résumée de Sejournet) [1]

O. de L...., père nerveux, mère saine, d'abord mise en nourrice et sevrée au bout de six semaines. Jusqu'à 7 mois, cette enfant fut bien portante et parut profiter à merveille de l'alimentation qui lui était donnée. C'est à cet âge qu'elle fit ses dents et qu'elle eut ses premières convulsions. Les mêmes accidents se renouvelèrent à chaque éruption dentaire. Cette enfant paraît souffrir de la tête et se roule en poussant des cris et en se frappant le front contre le parquet. Il est probable que ces accès tiennent à des poussées congestives du côté des méninges ; nous ne pensons pas qu'il y ait une lésion cérébrale, car elle se manifesterait par des symptômes que nous avons cherchés sans les découvrir. Ses accès ne sont pas non plus des attaques d'épilepsie. Dans le cas présent, la dentition a été la cause évidente des convulsions et des accidents pseudo-méningitiques.

Observation VIII

(Résumée de Troïtsky) [2]

A. P..., fille d'une cuisinière à l'hospice des enfants, âgée de 5 ans 1/2. Durant les deux dernières semaines, l'enfant se plaignait des dents ; mise en

---

(1) Sejournet. — *Revue des maladies de l'enfance.*
(2) Troïtsky. — *Revue des maladies de l'enfance.*

observation à partir du 13 octobre 1886; l'enfant s'est plaint beaucoup du mal de tête, pendant les deux derniers jours son sommeil était agité. L'examen de la bouche a constaté qu'à la place de la dent supérieure du côté gauche une bosse de la dent avait percé, la gencive était enflée, d'un rouge vif, sensible à la pression. Dans l'endroit où doit paraître la dent molaire inférieure du côté droit, on voyait aussi du gonflement et de la rougeur. L'examen du gosier, des poumons, de l'estomac et de la rate a donné un résultat négatif; rien d'anormal du côté des intestins; la nuit du 13 au 14 fut très agitée, l'enfant se réveillait souvent en se plaignant du mal de dent et du mal de tête.

En examinant l'enfant le 15 octobre, je remarque que la lésion de la gencive à la place de la dent supérieure du côté droit n'est plus si accentuée et qu'elle est moins sensible. Amélioration; le mal de tête et le mal de dent cessent.

Le 20 octobre, tous ces symptômes ont reparu avec leur première intensité et l'examen de la bouche a constaté la demi-éruption de la dent supérieure du côté gauche.

Observation IX

(Résumée de Rillet) [1]

M. Rillet relate l'observation d'un jeune garçon qui est atteint de céphalalgie et de vomissements

---

(1) Rillet et Barthez. — *Traité clinique des maladies des enfants.*

avec lenteur et irrégularité du pouls « cependant, dit-il, les parents s'adressèrent à un homéopathe et l'enfant guérit subitement, aux applaudissements de l'entourage, mais en même temps une dent était sortie. »

OBSERVATION X

(Résumée du docteur Seguy)

Je fus appelé en décembre 1895 à donner mes soins à un enfant âgé de quatorze mois, fils d'un employé du chemin de fer. Depuis une dizaine de jours, cet enfant paraissait souffrir de la tête, proférait continuellement des cris plaintifs qui ne cessaient qu'avec l'application de compresses fraîches sur la tête ; par moments ses yeux se convulsaient, il rejetait sa tête en arrière par de brusques mouvements. L'enfant dépérissait, refusait presque toute nourriture et lorsqu'on arrivait à lui faire absorber quelque aliment il vomissait bientôt. L'état devenait très inquiétant, lorsque subitement il s'amenda au commencement de janvier, et c'est alors que je m'aperçus qu'une prémolaire venait de percer.

Comme on le voit, la plupart des malades qui font l'objet de ces observations paraissent bien atteints de céphalée de croissance ; rien n'y manque, ni les troubles digestifs, ni les modifications du caractère, ni l'inaptitude au travail, ni enfin les troubles nerveux, en particulier la céphalalgie, avec tous ses caractères typiques.

Eh bien, tous ces malades étaient en pleine évolution dentaire, évolution défectueuse et en retard chez la plupart. La corrélation qui existe entre la marche des symptômes morbides et celle de l'évolution dentaire ne laisse aucun doute que celle-ci ne puisse être rendue responsable des accidents.

L'évolution dentaire n'est pas continue, elle subit des temps d'arrêt entre la formation des divers groupes de dents, et ces mêmes temps d'arrêt, nous les retrouvons dans la maladie qu'elle occasionne : ainsi, dans l'observation IV, nous voyons le jeune malade être pris, à l'âge de 11 ans 1/2, lors de l'apparition de ses secondes grosses molaires, des mêmes accidents qu'il avait éprouvés à l'âge de 7 ans, époque de l'éruption des premières grosses molaires ; chez cet enfant, une amélioration très notable de tous les symptômes a suivi immédiatement l'éruption d'une canine.

Chez la fillette qui fait l'objet de l'observation V, la céphalalgie cesse presque complètement à l'apparition d'une seconde grosse molaire.

Dans l'observation VI, la céphalalgie s'atténue énormément dès la libération d'une molaire par l'incision de la gencive.

L'observation VIII, empruntée à Troïtzky, est très probante et l'éruption de la molaire gauche est accompagnée des mêmes symptômes (céphalalgie, agitation, insomnie), qui avaient marqué celle de la molaire du côté droit.

Dans l'observation IX, une dent sort juste au moment où disparaissent les symptômes (céphalalgie, vomissements), qui avaient alarmé la famille.

Il n'y a évidemment pas, dans ces diverses observations, une simple coïncidence, mais bien une relation de cause à effet. La coïncidence pourrait exister dans quelques cas, ne saurait exister dans tous, et si cela était, les variations de la cause n'entraîneraient pas les variations dans les effets.

D'autre part, examinons les opinions des partisans de la céphalée de croissance.

M. Blache (1) dit que la céphalée de croissance s'observe exclusivement de 8 à 15 ans : or, la croissance de l'enfant n'est pas plus active à ce moment de la vie, au contraire ; l'accroissement annuel est bien plus considérable avant cette époque, et nous ne voyons pas pourquoi la croissance pourrait, de 8 à 15 ans, exercer sur l'organisme une influence nuisible qu'elle serait incapable d'exercer avant ou après cet âge. Remarquons, au contraire, que cette période de l'enfance est précisément celle où s'effectue l'évolution de la seconde dentition.

Dans les causes occasionnelles de la céphalée de croissance, M. Blache signale comme caractéristique ce fait qu'elle est toujours rappelée par l'excès de travail intellectuel ; or, quelle est la céphalée qui n'est pas rappelée par ce genre de travail, à ne citer que la migraine ! L'hyperhémie active qu'entraîne la fatigue cérébrale ne peut en effet que favoriser l'apparition d'une céphalalgie toute prête à éclater.

M. Comby va plus loin ; il prétend que l'excès de travail intellectuel est indispensable à l'éclosion de la maladie : « La céphalalgie de croissance, dit-il, est rare en dehors des milieux urbains, des collèges, des pensions, où la jeunesse vit dans des conditions

---

(1) Blache. — *Clinique et thérapeutique infantile.*

de claustration et de sédentarité contraires aux besoins naturels d'un organisme qui grandit et se développe. Chez les enfants qui habitent la campagne, chez les petits paysans, même quand ils ont une croissance rapide, on n'observe pas de ces céphalalgies. » Ainsi donc, voilà une maladie que l'on prétend causée par la croissance et que la croissance seule, même exagérée, serait absolument incapable de produire, si elle n'était aidée par un excès de travail intellectuel.

Il est vrai qu'il existe une céphalalgie spéciale causée uniquement par le surmenage intellectuel, mais c'est là une variété de céphalalgie particulière possédant ses caractères propres et qui n'a rien à faire avec la maladie qui nous occupe.

M. Le Gendre admet que l'on n'arrive au diagnostic de la céphalée de croissance que par exclusion : « Quand un adolescent se plaint de céphalalgie habituelle on doit passer en revue ses différents appareils organiques.

.... D'autres fois enfin, tous les appareils ont été passés en revue et aucun d'eux n'a été trouvé assez troublé dans ses fonctions pour qu'on puisse le juger coupable ; alors, mais alors seulement, et si le sujet a beaucoup grandi antérieurement, on a le droit de diagnostiquer une céphalée de croissance. (1) »

On attribue donc cette céphalée à la croissance, parce qu'on n'a pu découvrir sa cause véritable : M. Le Gendre est dans le vrai, et si cette cause n'a

---

(1) Le Gendre. — *Gazette hebdomadaire de médecine et de chirurgie*, 1894.

pu être découverte c'est que les observateurs n'ont pas songé à examiner l'état de la dentition.

La céphalée de croissance a une durée assez longue qui peut dépasser plusieurs mois ; or les autres troubles de la santé attribués jusqu'ici à la croissance sont, en général, passagers ; ils sont améliorés ou guéris par le séjour au lit ; rien de cela dans les céphalées de croissance.

Si la croissance était réellement la cause de la maladie, on verrait se produire en même temps que la céphalalgie, le cortège de symptômes qui accompagne l'accroissement exagéré du corps : palpitations, anémie, amaigrissement, débilité générale de l'organisme, prédisposition aux maladies infectieuses, à la tuberculose en particulier, car : « la faiblesse de croissance en modifiant le terrain organique rend les individus plus vulnérables et leur enlève une partie de leurs moyens de défense contre toutes les invasions microbiennes. » (Comby) (1).

Il est à croire que cette explication par la croissance ne satisfaisait pas tous les auteurs, car quelques-uns se sont lancés dans une autre voie. D'après G. Sée, il faudrait incriminer l'hypertrophie cardiaque.

Un oculiste distingué, M. Maurice Perrin, ne veut voir dans la céphalalgie de croissance qu'une conséquence de l'asthénopie accommodative.

Il existe certainement une céphalalgie causée par les efforts exagérés de l'accommodation; elle présente même une grande analogie avec la céphalée de denti-

(1) Comby et Marsan. — *Traité des maladies de l'enfance.*

tion, mais on ne saurait les confondre; nous y reviendrons, d'ailleurs, à propos du diagnostic.

La même remarque s'applique à la céphalée due à l'existence des végétations adénoïdes sur laquelle M. le professeur Curtillet vient d'attirer notre attention; cette céphalée se rapproche beaucoup de la céphalée de dentition : il est, du reste, probable qu'elle reconnaît le même mode de production.

M. Comby, lui-même, avoue que dans bien des cas, la croissance est insuffisante à expliquer la douleur de la tête (1) et il en cherche la cause dans la dyspepsie (abus des liquides, ectasie gastrique, etc).

D'autres, enfin, ont voulu faire dépendre la céphalée de croissance de la congestion hépatique, de la chlorose et de l'hystérie.

Le meilleur argument à opposer à toutes ces prétendues causes, c'est . . . . . . lles ne sont pas spéciales à l'enfance ni surtout à ce . . période de l'enfance comprise entre 7 et 15 ans.

La diversité même de ces opinions prouve bien qu'il y avait une lacune dans l'étiologie de cette maladie; c'est à toutes ces théories que nous venons ajouter la nôtre, très vraisemblable par elle-même et, de plus, appuyée, comme nous l'avons vu, sur des preuves indéniables.

Avant de terminer ce chapitre, faisons remarquer que nous ne contestons pas que la croissance puisse être cause de céphalalgie; ainsi la céphalalgie existe dans la fièvre de croissance dont M. Bouilly a donné

_____

(1) *Traité des maladies de l'enfance* par Comby et Marsan, II, p. 213.

une remarquable description ; mais dans ce cas elle n'arrive qu'au second plan et les symptômes dominants sont les points douloureux périarticulaires et la fièvre dont la marche est caractéristique et revêt plusieurs formes bien typiques.

CHAPITRE III

Occupons-nous maintenant de la pathogénie de la céphalalgie de dentition, de son étiologie, de la marche et des caractères spéciaux de la maladie.

Pour ce qui est de la pathogénie, nous ne pouvons nous borner qu'à des suppositions ; d'ailleurs, les connaissances actuelles relativement au mécanisme et à la pathogénie de la céphalalgie en général sont encore bien vagues et peu précises.

La céphalalgie de dentition doit être rangée dans le cadre des accidents réflexes de la dentition, cadre qui comprend déjà la diarrhée, la fièvre, les convulsions, les bronchites, etc. Il est probable qu'il y a excitation transmise aux centres nerveux par les nerfs dentaires, et phénomènes réflexes consécutifs, sans doute, des poussées congestives du côté des méninges.

L'enfant est, en effet, dans les meilleures conditions possibles pour réaliser l'apparition des phénomènes réflexes : d'abord, il possède des centres réflexes puissants et l'influence phrénatrice de la part des centres nerveux supérieurs s'exerce mal ; ensuite, pendant la période de dentition, la suractivité fonctionnelle et les modifications organiques contri-

buent à augmenter encore l'excitabilité si délicate de
son système nerveux, et l'irritation et la douleur au
niveau des dents et de la gencive constituent le point
de départ périphérique du réflexe. D'ailleurs, ne
sommes-nous pas tous les jours témoins des troubles intenses qu'apportent dans le système nerveux
de l'adulte les douleurs d'origine dentaire, et com-
ment pourrait-on s'étonner qu'elles aient un reten-
tissement cérébral chez l'enfant.

La céphalalgie de dentition s'observe surtout chez
les enfants d'un tempérament délicat, chez les névrosés
héréditaires ; cependant, elle peut se rencontrer chez
des enfants de constitution robuste et jouissant d'une
bonne santé ordinairement, comme en témoigne
l'observation III : l'enfant qui en fait l'objet et que
nous avons vu était remarquable par sa belle appa-
rence et la fraîcheur de son teint ; il n'avait jamais
été malade antérieurement.

L'apparition de la céphalalgie de dentition est favorisée, comme d'ailleurs celle de presque toutes les
céphalalgies, par l'excès de travail intellectuel.

Elle semble être surtout causée par l'éruption des
grosses molaires ; sans doute, est-ce parce que ces
dents n'ont pas de précédentes et ne trouvent pas la
voie faite, comme celles qui succèdent aux dents
temporaires. Il est probable que la perforation de la
gencive joue un rôle assez important, et, à ce sujet,
on pourrait s'étonner que la maladie n'apparaisse pas
lors de l'évolution de la première dentition et aussi
de celle de la dent de sagesse. Pour quelles raisons
ces dents ne pourraient elles provoquer les mêmes
accidents que la dent de sept ans et celle de douze
ans ? Aussi nous sommes-nous livré à quelques

recherches dont le résultat fut positif, recherches que
nous n'avons pu mener aussi loin que nous l'aurions
voulu : nous n'avons pu réunir que les trois observations VI, VII et X.

L'observation VI montre un cas très caractéristique de céphalalgie de dentition survenant à
l'occasion de l'apparition de la dent de sagesse;
cependant, l'évolution de cette dent doit être beaucoup plus rarement cause de la maladie, car, à l'âge
où elle a lieu, le système nerveux se trouve dans de
meilleures conditions de résistance aux excitations
périphériques.

D'un autre côté, pendant la première enfance, le
diagnostic est délicat. Le principal symptôme, la
céphalalgie, est assez difficile, pour ne pas dire impossible à découvrir, lorsque l'enfant ne parle pas
encore, ou même lorsqu'il commence à parler, car
alors il n'est pas toujours capable de rendre compte
de ses sensations. Combien de jeunes enfants ne
doivent-ils pas souffrir, pendant l'évolution de leur
première dentition, d'une céphalalgie qui ne se
manifeste que par leurs plaintes et leurs cris, et
probablement même par des convulsions, lorsque
l'excitation cérébrale devient trop intense. La fréquence des convulsions causées, d'un avis à peu
près unanime, par la première dentition semblerait
en être une preuve.

Les convulsions, compliquant la céphalée de dentition, s'expliqueraient aisément, car, pendant la première enfance, le système nerveux est encore plus
impressionnable qu'à l'époque de la puberté, et, de
par le fait du travail de la dentition, l'enfant se trouve

dans un état de perturbation nutritive propre à favoriser ce genre d'accident.

Lorsque l'enfant n'a pas de convulsions il se borne à traduire ses souffrances par des cris, mis invariablement par les mères sur le compte des coliques ; un bon moyen de dépister la céphalalgie, consiste, comme il est dit à l'observation X, dans l'emploi de compresses fraîches ou mieux glacées ; bien souvent la douleur sera calmée et les cris de l'enfant s'apaiseront.

Aux causes prédisposantes que nous venons de citer il nous faut en ajouter une qui paraît avoir une certaine importance : c'est le retard dans l'évolution dentaire ; nous l'avons observé dans plusieurs cas. Mais ce retard n'est pas à proprement parler une cause ; il n'est qu'un fait concomitant de la maladie et témoigne de l'accomplissement défectueux d'une fonction physiologique.

Dans la céphalalgie de dentition la douleur de tête est généralement diffuse ; rarement elle est localisée ; elle affecte alors la forme frontale. Quelquefois rémittente, elle est le plus souvent nettement intermittente, revenant alors sous forme d'accès qui se produisent au même moment de la journée, soit tous les jours soit tous les deux ou trois jours. Bien que cette céphalalgie soit d'ordinaire très pénible, son intensité peut varier suivant les sujets ; en général elle ne trouble pas le sommeil de la nuit, mais elle peut arriver à être intolérable. Les jeunes malades deviennent tristes, impressionnables, susceptibles, leur mémoire diminue, et pendant les périodes d'accalmie ils redoutent sans cesse l'approche de la nouvelle crise.

Pendant l'accès, les vomissements se produisent assez souvent; mais ce ne sont pas là les seuls troubles digestifs que l'on observe dans le cours de la maladie; il y a des symptômes de dyspepsie : l'anorexie est habituelle, on note quelquefois des douleurs au niveau de l'estomac ou du ballonnement épigastrique, de la pesanteur après les repas.

Cette dyspepsie est non seulement la manifestation d'un mauvais état général, mais encore le résultat de l'obstacle apporté bien souvent à la mastication par la sensibilité exagérée de la gencive ou des dents. A l'examen de la bouche, on trouvera quelquefois une gencive luisante, tendue, d'un rouge violacé, douloureuse au point que l'exploration digitale est rendue impraticable; mais, d'ordinaire, ces signes d'inflammation sont beaucoup moins accusés et peuvent même faire complètement défaut.

La durée de la maladie oscille de quelques semaines à plusieurs mois. Le pronostic est, en général, peu grave; cependant, dans quelques cas, l'exagération des symptômes, surtout chez un sujet déjà affaibli, peut conduire l'organisme à un état de débilité tel qu'on ait à craindre pour les jours de l'enfant. Même dans les cas bénins, l'obstacle apporté aux études et la dénutrition du sujet, qui existe toujours à un certain degré, font que la maladie doit être prise en sérieuse considération. Enfin, on devra toujours redouter la répétition des mêmes accidents lors de l'apparition des dents prochaines et mettre en usage un traitement préventif dont il sera question dans le chapitre suivant.

CHAPITRE IV

Abordons l'étude du diagnostic de la céphalalgie de dentition ; nous parlerons ensuite de son traitement.

Il ne faudrait pas attendre d'être guidé par la douleur dentaire ; quelquefois cette douleur manque ; d'autres fois elle n'est pas très intense et le malade oublie d'attirer notre attention sur ce point, d'autant plus facilement que les autres symptômes sont bien plus inquiétants.

Le plus souvent c'est pour la céphalée ou pour les troubles digestifs que le médecin est consulté ; nous les avons déjà suffisamment décrits.

La difficulté en présence d'un cas de céphalalgie de dentition consiste à ne pas la confondre avec les nombreuses céphalées dont l'enfant peut être atteint ; aussi allons-nous passer en revue les plus fréquentes et discuter leur diagnostic différentiel.

La migraine se rapproche de la céphalée de dentition par la fréquence des troubles gastriques ; elle s'accompagne assez souvent comme elle de vertiges et d'étourdissement. Mais les accès de migraine sont beaucoup plus espacés, il y a de l'hémicranie, quelquefois de la photophobie, tandis que dans la céphalalgie de dentition le mal de tête n'est jamais unilatéral, il est continu, et lorsqu'il revêt la forme d'accès, ces accès reviennent tous les jours ou tous les 2 ou 3 jours. Enfin si l'on rencontre assez souvent chez l'enfant des céphalées que M. Comby qualifie de migrainoïdes, la migraine vraie est plutôt rare.

Comme nous l'avons déjà fait remarquer, les troubles de l'accommodation de l'œil occasionnent une céphalalgie qui offre une grande analogie avec celle de la dentition.

Cette céphalalgie peut se rencontrer chez le myope et résulter alors de l'insuffisance des droits que l'on observe assez souvent ; mais, dans l'immense majorité des cas, elle est causée par l'asthénopie qui résulte de l'hypermétropie ou de l'astigmatisme, et ce qu'il y a de remarquable, c'est qu'elle se rencontre surtout dans les degrés faibles ou moyens d'hypermétropie et presque jamais dans les degrés forts : or les sujets qui en sont atteints deviennent au bout d'un temps variable, mais qui peut ne pas dépasser quelques minutes, incapables de se livrer à un travail de près ; ils éprouvent alors des douleurs oculaires et frontales ; enfin, l'usage de verres appropriés et bien choisis font cesser la céphalalgie en même temps que les troubles de la vision.

La céphalalgie causée par les végétations adénoïdes n'a pas encore été bien définie et bien décrite ; elle présente probablement de nombreux points de ressemblance avec la céphalée de dentition. On sera mis sur la voie du diagnostic par la présence même des végétations.

Les tumeurs cérébrales se distingueront par la

marche des accidents, la localisation fréquente de la douleur, les paralysies, les crises épileptiformes, les troubles de la vision, etc...

Dans la syphilis cérébrale la céphalalgie est excessivement douloureuse ; elle est surtout nocturne, tandis que nous avons vu que la céphalalgie de la dentition ne troublait en général pas le sommeil de la nuit.

La céphalalgie de la neurasthénie ne saurait être confondue avec celle de la dentition ; elle revêt presque constamment la forme en casque très caractéristique, et s'accompagne des autres symptômes de la neurasthénie ; d'ailleurs, celle-ci est rare dans l'enfance, et la durée de la maladie est fort longue.

L'hystérie est plus commune dans l'enfance et son diagnostic n'est pas toujours très aisé ; elle donne souvent lieu à des céphalées rebelles ; cependant il est rare que par un interrogatoire bien mené et un examen approfondi on n'arrive pas à découvrir quelques stigmates de la maladie, même dans les formes larvées ; les troubles de la santé datent de loin et ne s'amendent pas brusquement comme dans la céphalée de dentition.

Dans le mal de Bright la céphalée n'apparaît qu'exceptionnellement comme symptôme de début, et même dans ce cas, elle est toujours accompagnée par ce que Dieulafoy appelle « les petits accidents du brightisme » ; le plus souvent on trouve de l'albumine dans les urines.

Les enfants atteints d'anémie souffrent fréquemment d'une céphalée opiniâtre qui peut résister à tous les traitements ; mais alors le diagnostic sera confirmé par la décoloration de la peau et des muqueuses, les souffles vasculaires, les phénomènes généraux et par l'examen du sang.

Nous trouvons enfin une céphalalgie rebelle, accompagnée de vertiges et de syncopes, dans la fièvre de croissance : mais on observe alors, en même temps que la céphalalgie, des points douloureux périarticulaires, de la fièvre et un accroissement exagéré de la taille, accroissement qui frappe l'entourage de l'enfant.

Ainsi donc, en présence d'un enfant ou d'un adolescent qui souffre de maux de tête fréquents, il faut examiner l'état de la dentition ; si celle-ci est en pleine évolution, si, après avoir passé successivement en revue les principales causes de céphalalgie chez l'enfant, on a pu les éliminer, si enfin on constate les autres symptômes de la maladie, on peut conclure à l'existence de la céphalée de dentition.

Le traitement sera local et général : Localement on peut avoir à faire cesser la douleur ou le prurit au niveau des gencives ; dans ce but, le meilleur moyen nous semble consister en des attouchements avec le collutoire suivant :

Glycérine, 20 grammes
Chlorhydrate de Cocaïne, 0 gr. 20 centigr.

Si les symptômes s'aggravent et si une dent est prête à percer sous une gencive tendue, on peut précipiter sa sortie par l'incision au bistouri ou simplement avec l'ongle ; mais il est préférable de s'abstenir autant que possible de ce moyen qui peut avoir des inconvénients (hémorragie, infection possible). Veiller à une propreté rigoureuse de la bouche ; faire pratiquer des brossages et lavages fréquents à l'eau boriquée chaude.

Le traitement général devra s'inspirer de l'état des sujets : on traitera l'anémie, s'il y a lieu, par les moyens ordinaires ; chez les nerveux, l'hydrate de chloral et les bromures pourront rendre des services. On ordonnera du phosphate de chaux pour activer l'évolution dentaire. La céphalalgie pourra être apaisée par l'antipyrine et par les applications fraîches ou glacées.

On devra mettre en usage un traitement préventif en vue d'éviter l'apparition des mêmes accidents, lors de l'éruption des dents suivantes ; les toniques, les phosphates de chaux et de fer formeront la base de ce traitement.

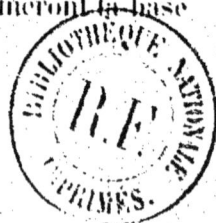

CONCLUSIONS

Il existe chez l'enfant une céphalalgie causée par l'éruption des dents de la seconde dentition ; cette céphalalgie est due à l'excitation et à la compression des terminaisons du trijumeau ; elle s'explique aussi bien que celle qui est due à la chute des dents par carie. C'est cette céphalalgie qu'on avait mise à tort sur le compte de la croissance ; or la croissance ne saurait l'expliquer, tandis que les conditions créées par l'évolution dentaire fournissent une explication rationnelle.

Si la céphalalgie de dentition est si souvent méconnue, c'est que l'enfant parle peu, ne rend pas exactement compte de ses sensations et que l'attention du médecin n'est pas toujours attirée vers l'appareil dentaire.

VU ET PERMIS D'IMPRIMER :

Montpellier, le 17 janvier 1902

Le Recteur,

A. BENOIST.

VU ET APPROUVÉ :

Montpellier, le 17 janvier 1902

Le Doyen,

MAIRET

SERMENT

En présence des Maîtres de cette École, de mes chers condisciples, et devant l'effigie d'Hippocrate, je promets et je jure, au nom de l'Être suprême, d'être fidèle aux lois de l'honneur et de la probité dans l'exercice de la Médecine. Je donnerai mes soins gratuits à l'indigent, et n'exigerai jamais un salaire au-dessus de mon travail. Admis dans l'intérieur des maisons, mes yeux ne verront pas ce qui s'y passe ; ma langue taira les secrets qui me seront confiés, et mon état ne servira pas à corrompre les mœurs ni à favoriser le crime. Respectueux et reconnaissant envers mes Maîtres, je rendrai à leurs enfants l'instruction que j'ai reçue de leurs pères.

Que les hommes m'accordent leur estime si je suis fidèle à mes promesses ! Que je sois couvert d'opprobre et méprisé de mes confrères si j'y manque !

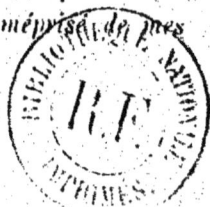

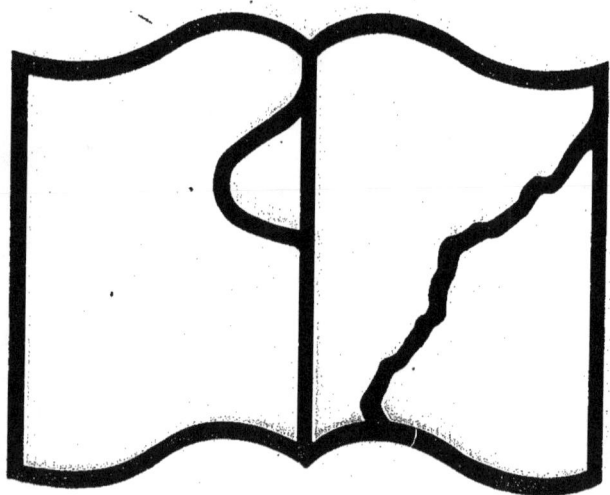

Texte détérioré — reliure défectueuse
NF Z 43-120-11